DES ULCÉRATIONS

DU COL DE L'UTÉRUS

ET

DE LEUR TRAITEMENT ;

Par J. LOIR,

DOCTEUR EN MÉDECINE ;

ANCIEN INTERNE DES HÔPITAUX ET HOSPICES CIVILS DE PARIS, PROSECTEUR AU COLLÈGE ROYAL DE FRANCE, PROFESSEUR PARTICULIER D'ANATOMIE, DE PHYSIOLOGIE, DE CHIRURGIE ; MEMBRE DE PLUSIEURS SOCIÉTÉS SAVANTES.

A PARIS,

CHEZ MÉQUIGNON-MARVIS, PÈRE ET FILS,

LIBRAIRES-ÉDITEURS, RUE DU JARDINET, N.º 13.

1835.

DES ULCÉRATIONS

DU COL DE L'UTÉRUS

ET

DE LEUR TRAITEMENT ;

Par J. LOIR,

DOCTEUR EN MÉDECINE ,

ANCIEN INTERNE DES HÔPITAUX ET HOSPICES CIVILS DE PARIS , PROSECTEUR AU COLLÈGE ROYAL DE FRANCE , PROFESSEUR PARTICULIER D'ANATOMIE , DE PHYSIOLOGIE , DE CHIRURGIE ; MEMBRE DE PLUSIEURS SOCIÉTÉS SAVANTES.

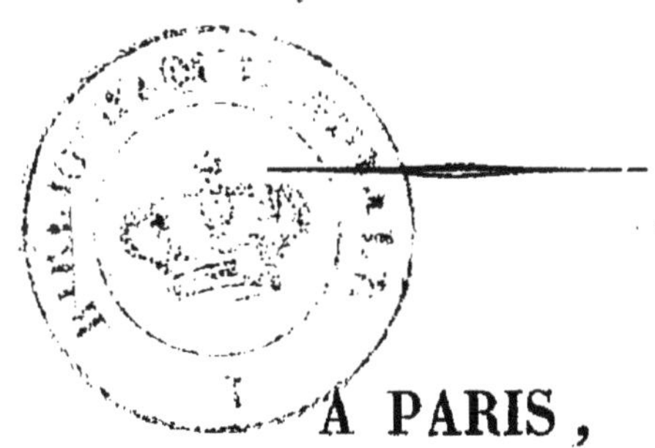

A PARIS ,

CHEZ MÉQUIGNON-MARVIS , PÈRE ET FILS ,

LIBRAIRES-ÉDITEURS, RUE DU JARDINET , N.º 13.

—

1835.

IMPRIMERIE DE MIGNERET,
RUE DU DRAGON, N.º 20.

AVANT-PROPOS.

Parmi les maladies qui ont attiré le plus l'attention des chirurgiens modernes, on doit citer les « ulcérations ou ulcères du col de l'utérus. » Tout le monde a senti l'importance de reconnaître, dès le principe, ce genre d'affections. Ayant dû, pour un concours, me livrer à des recherches, j'avais composé ce travail, que je livre à la publicité, parce qu'il expose l'état actuel de la science à ce sujet. Je désire être utile à celui qui aurait besoin de notions générales sur les différentes espèces d'ulcérations du col de l'utérus, et les divers modes de traitement qui leur conviennent.

Puissé-je retracer avec fidélité les observations que j'ai eu occasion de recueillir dans les hôpitaux de la capitale, et surtout pendant mon séjour d'interne à l'Hôtel-Dieu, dans le service de Dupuytren, dont je m'honore d'avoir été l'élève.

Cet Opuscule comprend deux parties. Dans la première on traite des ulcérations relativement à leur nature ; leurs causes, leurs caractères anatomiques, physiologiques, etc.

Dans la seconde se trouvent rapportées toutes les médications que l'on a employées.

La cautérisation, dont l'efficacité est reconnue de tous les Praticiens, y est exposée avec soin. Les opérations pratiquées à l'aide de l'instrument tranchant, y sont réduites à leur juste valeur.

DES ULCÉRATIONS

DU COL DE L'UTÉRUS.

CHAPITRE PREMIER.

APERÇU HISTORIQUE.

Les observations sur les ulcérations du col de l'utérus datent de loin dans la science : Hippocrate a parlé non-seulement d'aphthes qui peuvent avoir lieu sur cette partie, mais encore du gonflement, du squirrhe, des ulcérations, de l'ulcère profond du col (1). Celse à ce sujet s'exprime aussi fort clairement : il dit dans un passage : *Si vulva ulcerata est.* (Liv. IV, chap. I, section 7. *Secundo*). Ailleurs : *Fungo simile ulcus in ore vulvæ nascitur.* (Liv. VI, chap. X, *Quinto*). Aétius attribuait à

______

(1) Hipp. *De morbis mulierum.* Lib. 2.

une ulcération du col les écoulemens leucorrhoïques douloureux. Ambroise Paré (1), armé
d'un spéculum à trois branches, a reconnu
l'existence d'ulcérations sur cet organe. Cependant il faut convenir qu'on avait oublié ces
premières observations, ou qu'on les avait à
tort dédaignées, puisque dans des temps tout-
à-fait rapprochés de nous on a cru avoir in-
nové complètement cette branche de la chirurgie. On l'a perfectionnée sans doute en
l'approfondissant, on y a ajouté des décou-
vertes, des moyens de traitement nouveaux,
des opérations nouvelles : aussi s'accorde-t-on
à rapporter à la chirurgie moderne l'honneur
de tout ce qui est relatif aux affections du col
utérin. Le spéculum des modernes a permis
de reconnaître directement l'état de ces parties, de constater leurs affections, et de leur
appliquer directement des remèdes.

Les notions précises sur les ulcérations
du col utérin ne datent que de nos jours,
puisque l'on trouve dans l'ouvrage de M. Dugès et madame Boivin, publié en 1833 : « Sou-
» vent méconnus à cause de leur situation

______

(1) Livre 24, chapitre 48.

» profonde , les ulcères bénins du museau de
» tanche n'ont pas encore fourni des notions
» théoriques bien complètes , et nous offriront
» en conséquence peu de considérations générales. » Tenter ces considérations générales dans
l'état actuel de la science serait une tâche impossible, si, aux travaux de MM. Boyer, Dupuytren et Récamier, je n'avais pu ajouter ceux de
MM. Lisfranc, Duparcque , Marjolin, Cullerier, ainsi qu'un grand nombre de publica-
tions insérées dans les feuilles périodiques sur
la nature , le diagnostic et la thérapeutique
de ces affections.

CHAPITRE II.

· DIVISIONS.

—

Depuis les simples rougeurs du col de l'utérus qui paraissent le prélude d'un travail ulcératif, depuis ces ulcérations dont l'existence est contestable, jusqu'à ces ulcérations profondes détruisant le tissu du col, il existe une foule de degrés qu'il est important de connaître, afin de dévoiler la nature véritable de ces ulcères et de leur appliquer le mode de traitement convenable.

Des pathologistes ont dit que l'ulcération était un ulcère superficiel et très-circonscrit (1). Mais nous donnerons à ce mot sa plus grande extension. A l'exemple du professeur An-

(1) M. Jules Cloquet, *Dictionnaire de Médecine en deux volumes.*

dral (1), le mot d'ulcération est pour nous synonyme d'ulcère; c'est l'ulcère des membranes muqueuses. Nous devons donc traiter ici des ulcères du col de l'utérus. Toutefois il est bon de remarquer que les ulcérations cancéreuses qui ont une surface large, profonde, et sont arrivées à leur plus haut période, prennent spécialement pour quelques-uns le nom d'ulcères. Elles ne devront pas nécessairement attirer autant notre attention; aussi n'en ferons-nous pas une description minutieuse. Ces ulcérations présentent des différences que les praticiens ont voulu exprimer dans les dénominations qu'ils ont données à ce genre d'affection, comme le prouvent les expressions de excoriation (2), érosion (3), fissure, exulcération (4). Chacune indique une modification particulière.

Il ne faut pas croire que ces ulcérations soient toutes de nature identique; il suffit pour s'en convaincre de parcourir les ouvra-

<hr>

(1) M. Andral, *Dictionnaire de Médecine en* 21 *volumes*, art. *Ulcération.*

(2) M. Marjolin.

(3) Mme Boivin et M. Dugès.

(4) M. Lisfranc.

ges des pathologistes modernes (1). M. Lisfranc admet les divisions suivantes : 1.º Rougeurs et phlyctènes ; 2.º ulcérations simples ; 3.º ulcérations scrofuleuses ; 4.º ulcérations fongueuses ; 5.º ulcérations et végétations cancéreuses. M. Duparcque (2) reconnaît quatre espèces principales : 1.º ulcères simples ; 2.º ulcères chancreux ; 3.º ulcères carcinomateux ; 4.º cancers ulcérés. M. le professeur Marjolin (3) les distingue, 1.º en ulcérations non cancéreuses ; 2.º ulcérations cancroïdes ; 3.º ulcères cancéreux ; cette distinction est toute pratique ; dans la première division se trouvent les ulcérations idiopathiques scrofuleuses, dartreuses, psoriques, vénériennes. M. Thealier (4) les divise en ulcères cancéreux et non cancéreux ; il attribue le premier à un vice individuel, réfractaire à tout moyen thérapeutique, son expérience le conduit à penser que tout ulcère cancéreux l'est dès le principe.

---

(1) *Leçons cliniques dans la Gazette médicale* , 1834.

(2) *Traité des Altérations organiques de la matrice.*

(3) *Cours de Pathologie.*

(4) Ouvrage inédit couronné par l'Académie de Lyon.

On peut rapporter aux divisions suivantes
tout ce que les auteurs ont écrit sur cette matière : 1.° ulcération idiopathique (ulcère bé-
nin simple); 2.° vénérienne primitive ou consécutive; 3.° scrofuleuse ; 4.° dartreuse ; 5.° psorique ; 6.° cancroïde ; 7.° fongueuse ; 8.° cancé-
reuse primitive ou secondaire.

Ces distinctions, bien qu'importantes pour
la pratique , ne sont pas toujours d'une nécessité absolue ; la thérapeutique de ces affections , lorsqu'elles ont acquis un certain degré de gravité , est souvent empyrique ; le
même mode de traitement convenant au plus
grand nombre. Une considération beaucoup
plus importante est celle-ci : 1.° état aigu ,
inflammatoire ; 2.° état indolent (sans inflammation). C'est contre les ulcérations in-
dolentes qu'on emploie les différens remèdes
actifs préconisés pour ces affections.

CHAPITRE III.

SIÉGE.

Les ulcérations occupent le plus ordinairement la partie du col de l'utérus qui fait saillie
dans le vagin, quelquefois elles se trouvent
dans sa cavité; cette distinction du siége primitif est importante pour le diagnostic et le
traitement. Elles peuvent aussi occuper ces
deux parties à-la-fois, ou être seulement bor-
nées à l'orifice du museau de·tanche.

Le siége primitif des unes est la membrane
muqueuse. Dans quelques cas des follicules
enflammés sont le point de départ des autres.
Il en est qui, se développant dans l'épaisseur
même d'une partie engorgée, procèdent des
parties profondes aux superficielles; elles sont
le résultat du ramollissement et d'une sorte
de terminaison par abcès de l'engorgement;
tel est le cas de certaines ulcérations tubercu-

leuses, folliculeuses, et surtout de celles qui sont cancéreuses.

Les ulcérations idiopathiques qui se montrent pendant les leucorrhées affectent indistinctement toutes les parties de la surface du col. Les ulcérations qui surviennent dans la blennorrhagie occupent le plus ordinairement le pourtour de l'orifice du museau de tanche, puis la lèvre postérieure. M. Ricord a observé qu'elles siégeaient dix-neuf fois sur vingt à cet orifice. Dans toutes les autres circonstances, c'est le plus souvent à la lèvre postérieure qu'on observe les ulcérations. On a voulu expliquer cette plus grande fréquence par la position déclive de cette partie. Du reste, les ulcérations dans le principe peuvent être uniques ou multiples; et à une époque plus avancée elles se réunissent pour en constituer une plus grande. D'autres succèdent à des déchirures du col, pendant l'accouchement; elles se trouvent alors le plus souvent au côté gauche du museau de tanche (1). Enfin, il est une époque dans la marche des

---

(1) M. Jobert.

ulcérations qui tendent sans cesse à s'accroître, où il est impossible de préciser le siége primitif du mal, c'est lorsque l'affection a fait de grands progrès en surface et en profondeur.

CHAPITRE IV.

ÉTIOLOGIE.

—

On doit admettre des prédispositions ; nous signalerons les ulcères cancroïdes et cancéreux comme souvent héréditaires. Madame Boivin et M. Dugès (1) en ont cité des exemples remarquables : il s'agit d'une famille dans laquelle la mère et la fille ont eu un ulcère au col utérin, puis d'une autre dans laquelle la mère, quatre filles et une petite-fille ont toutes présenté quelque affection des voies génitales. Mais la prédisposition héréditaire ne se trahit pas par une lésion de même nature.

Les conditions de l'âge et les divers états physiologiques de l'utérus doivent être pris en

(1) Boivin et Dugès, *Maladies de l'utérus*. 1833.

considération. L'âge critique a toujours paru
l'époque à laquelle les ulcères de l'utérus se
montraient le plus souvent. Cependant , s'il
faut en croire les relevés de la clinique de
M. Lisfranc, cette lésion serait plus fréquente
de vingt-cinq à trente-cinq ans. A l'hôpital
des vénériens , les ulcères syphilitiques du
col s'observent particulièrement chez les jeunes
femmes.

La grossesse a paru favorable au dévelop-
pement de cette maladie. La descente ou
chute de matrice a une influence bien mar-
quée sur la production de l'affection qui nous
occupe , le col étant alors plus exposé à
l'action de causes irritantes. M. Auguste Bé-
rard a eu occasion de constater cette influence
sur les vieilles femmes de la Salpétrière. M. Duparcque en rapporte aussi plusieurs exemples : entre autres l'observation d'une femme
très-âgée, affectée d'une descente de matrice
depuis plus de quarante ans ; le col utérin rap-
proché de la vulve était inégal, anfractueux,
ulcéré , à bords carcinomateux , et laissait
suinter une sérosité rougeâtre d'une odeur
fade et fétide.

Les ulcérations du col s'observent fréquemment dans l'antéversion et la rétroversion de l'utérus , on ne sait comment expliquer cette coïncidence. Sont-elles la suite du frottement, de la simple pression du museau de tanche contre les parois vaginales , ou la conséquence de l'action de corps mécaniques ? Dans d'autres circonstances, l'utérus conservant sa position naturelle, peut cependant devenir le siége de cette lésion , qu'on explique alors généralement par une sensibilité excessive de cet organe.

Les causes occasionnelles sont nombreuses : parmi elles on doit ranger la leucorrhée, la blennorrhagie , on dit que le liquide exhalé vient excorier, corroder la surface du col. Les ulcérations idiopathiques (simples ulcères bénins) sont souvent produites par des causes dont l'action est facilement appréciable. Ainsi les pessaires mal appliqués , trop longs (1) , les tampons de charpie (2), les éponges qui ont séjourné trop longtemps dans le vagin , peuvent les déterminer. La malpropreté qui laisse séjourner des liquides âcres

____

(1) MM. Marjolin , Magistel , etc.
(2) Ricord.

dans le vagin , les accouchemens simples ou laborieux (1), l'application du forceps , l'irritation mécanique du col par des instrumens dans le cas de tentative d'avortement, ou par le pénis dans le coït trop souvent répété. La soixante et onzième observation de M. Duparcque nous offre un exemple d'ulcération simple , entretenue par le coït et guérie par le repos et les bains dans l'espace de deux mois.

Il convient aussi de rejeter les incisions , les scarifications du col préconisées par quelques médecins dans les cas de métrite, parce qu'on les a vues causer de graves ulcérations. Quant à l'application sur le col utérin de sangsues dont l'efficacité est très-grande, doit-on avec M. Duparcque ne pas redouter l'ulcération des piqûres, ou partager les craintes du professeur Boyer et de M. Lisfranc.

L'application directe du virus vénérien produit des ulcérations. M. Cullerier les regarde comme très-rares, opinion que M. Ricord n'adopte pas. Le vice scrophuleux , d'après les observations de M. Lisfranc , donne d'a-

---

(1) MM. Velpeau , Paul Dubois , A. Baudelocque.

bord lieu dans le tissu du col utérin à la formation de tubercules dont la fonte est suivie d'ulcérations. M. Delpech a traité des ulcères qu'il attribuait aussi à cette cause. On admet que les vices dartreux, psorique, peuvent donner lieu à ces maladies. Relativement à l'étiologie des ulcérations cancéreuses, les pathologistes diffèrent de sentiment ; les uns (1) les regardent comme pouvant être une suite des ulcérations simples du col; les autres les considèrent comme l'effet d'un vice général. Ce n'est plus une affection locale : on a beau la traiter, la cause générale donne lieu à la récidive. C'est surtout pour les affections cancéreuses que l'on cite des exemples d'hérédité (2). MM. Duparcque et Lisfranc admettent comme causes de ce genre d'ulcérations tout ce qui peut produire ou entretenir la métrite, ses conséquences , telles que le ramollissement du tissu utérin , les affections vénériennes. On avait voulu ajouter l'usage abusif des organes génitaux ; mais d'après des auteurs dignes de foi les

____

(1) MM. Lisfranc , Duparcque , *loco citato.*
(2) M.me Boivin et M. Dugès — Bayle, M. Cayol.

filles publiques ne sont pas plus exposées aux affections cancéreuses de l'utérus que les femmes de la société. L'âge de quarante à cinquante ans est l'époque de la vie où se développe le plus ordinairement ce genre d'affections, mais il y a des cas exceptionnels.

CHAPITRE V.

CARACTÈRES ANATOMIQUES.

—

Outre les rougeurs qui se rencontrent dans les leucorrhées et qui donnent lieu à des excoriations superficielles , il en est d'autres qui se manifestent sur une partie ou sur la presque totalité du col utérin , sans que le vagin ait perdu sa couleur naturelle. Elles ressemblent en général , selon M. Lisfranc, aux taches déterminées sur la peau par une affection dartreuse. Elles sont d'un rouge brun annonçant l'inflammation et s'élevant un peu au-dessus du niveau des parties saines ; quelquefois elles se présentent par plaques isolées nettement circonscrites. La muqueuse est molle , épaissie , veloutée , tomenteuse , et saigne avec la plus grande facilité. Constituées par un lacis de petits vaisseaux capillaires , elles coïncident ordinairement avec un engorgement simple du col , très-rarement avec

l'induration. Elles s'accompagnent de cuisson,
de chaleur, de douleur; ces symptômes que
l'on dissipe facilement par les anti-phlogisti-
ques, les bains, reparaissent avec facilité à la
suite de la moindre fatigue, du moindre ex-
cès. Des ulcérations succèdent souvent et
promptement à ces rougeurs qui en sont les
premiers phénomènes. Dans d'autres circonstances, des vésicules, des phlyctènes, sont les
premiers indices d'excoriations, d'ulcérations.

Les vésicules sont petites, miliaires, dissé-
minées sur le col. Les phlyctènes peuvent être
formées par des vésicules confluentes ; elles
sont dues à une certaine portion d'épithelium
soulevé par la sérosité. La rupture de cette
pellicule produite, spontanément ou par la
moindre pression, est suivie de petites ulcérations multiples, ou d'excoriations superficielles, sous forme de plaques plus ou moins
étendues, qui peuvent être le point de départ
d'ulcérations rebelles. Enfin des boutons plus
ou moins volumineux, des follicules engorgés,
des abcès superficiels, une plaie, une déchi-
rure, l'action corrosive de quelques liquides,
sont l'origine des ulcérations simples.

Ulcérations idiopathiques. (Ulcères bénins).

Ces dernières offrent beaucoup de variétés, tantôt constituées par une simple rougeur villeuse, dont on ne peut distinguer les bords du milieu, tantôt recouvertes d'un mucus épais, mou, transparent, blanc, jaune ou verdâtre; elles offrent assez fréquemment une profondeur appréciable, à bords tuméfiés, saillans, d'un rouge qui s'étend en aréole décroissante d'une demi-ligne au plus, taillés à pic de telle sorte que, selon la comparaison de M. Dupuytren, on dirait l'ulcération faite avec un emporte-pièce. — La surface de l'ulcère est ordinairement égale, recouverte d'une couche jaunâtre ou finement granulée d'un rouge plus ou moins vif laissant exsuder un liquide puriforme, filamenteux, quelquefois sanguinolent. Le fond peut en être chagriné, parsemé de fissures; les bourgeons charnus qui se trouvent à sa surface prenant l'apparence fongueuse peuvent faire croire à l'existence de carcinômes. Ce genre d'ulcérations borne le plus souvent son action à la membrane muqueuse. Dans beaucoup de cas la guérison a été spontanée, leur siége ordinaire est sur la

2..

partie saillante des lèvres, quelquefois sur l'orifice du museau de tanche.

Ulcérations syphilitiques.

Des autorités imposantes avancent que l'ulcère vénérien primitif du col est une affection rare : cependant si l'on en croit M. Ricord, dont le témoignage est déjà une autorité sur cette matière, la plupart des blennorrhagies rebelles sont entretenues par des ulcérations qui siégent sur le col utérin. Le professeur Delmas, de Montpellier, a aussi reconnu la fréquente co-existence de ces ulcères, avec l'écoulement blennorrhagique, chez les filles publiques confiées à ses soins. Tantôt ce sont des ulcérations granulées plus ou moins saillantes, présentant l'aspect d'un vésicatoire en suppuration, alors elles peuvent constituer l'*ulcus elevatum* des pathologistes; tantôt elles sont creuses, remarquables par leur teinte violacée, par leurs bords taillés à pic, par leur sécrétion puriforme et verdâtre. Enfin ces ulcérations peuvent être des tubercules muqueux, des granulations réunies en groupes, de véritables pustules, de simples érosions, et même de véritables chancres syphilitiques bien caractérisés. Un état inflammatoire assez grand les accompagne ; elles résistent souvent aux cautérisations avec le nitrate acide de mercure, et tendent à s'accroître.

Les ulcérations vénériennes consécutives se présentent quelquefois sous forme d'érosions superficielles à bords sinueux, rouges, irréguliers, à fond grisâtre, qui, résistant longtemps à l'action des antiphlogistiques généraux, cèdent à la cautérisation (1). La plupart peuvent être souvent rapportées à l'ulcère cancroïde du professeur Marjolin. Elles font de faciles progrès en largeur et en profondeur. Elles diffèrent des ulcères carcinomateux par la base qui les soutient, et dont le tissu gonflé, plus ou moins dur, est simplement frappé d'un engorgement facile à résoudre, tandis que les ulcères carcinomateux sont entourés d'un tissu squirrheux bien caractérisé, mélanique ou encéphaloïde. Leur surface est recouverte d'une couche grisâtre. Elles fournissent un liquide séro-muqueux plus ou moins rougeâtre ou verdâtre, irritant les par-

---

(1) Mme Boivin et M. Dugès.

ties avec lesquelles il est en contact. Elles sont entourées d'un cercle rouge-brun.

Ulcérations scrophuleuses.

D'après M. Lisfranc (1), les ulcérations scrophuleuses résultent de la fonte de tubercules, et sont précédées d'une tumeur fluctuante. Elles consistent en des ouvertures étroites, fistuleuses qui donnent issue à la matière tuberculeuse, et s'élargissent insensiblement. Leurs bords détruits par l'ulcération laissent bientôt apercevoir le fond même du kyste qui est grisâtre, blafard, à bords inégaux, frangés, laissant écouler en abondance une matière d'une odeur désagréable qui n'est cependant pas celle du cancer. Quelquefois il existe un engorgement simultané du col et du corps de l'utérus. Peu-à-peu l'ulcère se déterge, et la cicatrisation ne se fait pas attendre dans les cas ordinaires, s'il n'y a pas d'autres masses tuberculeuses. M. Reynaud (2) rapporte deux cas de cette affection chez des femmes phthisiques.

---

(1) *Gazette médicale.* 1834.
(2) *Archives*, tome XXVI.

Il est d'autres ulcérations scrophuleuses qu;
ne reconnaissent pas pour cause la présence
de tubercules. Elles se montrent sous forme
de fissures , d'ulcères atoniques , entretenus
p ir le vice scrophuleux. A ce genre pourraient
être rapportées les ulcérations que l'on rencontre chez les femmes d'un tempérament
lymphatique affectée de leucorrhée. Elles ren-
trent dans la classe des ulcères bénins.

Ulcérations dartreuses.

Les ulcérations dartreuses admises par le
professeur Marjolin se présentent rarement.
Elles ont probablement quelques-uns des caractères propres aux affections dartreuses.
Ordinairement elles se trouvent accompagnées
de l'apparition de plaques rouge-cramoisi à
l'intérieur de la vulve et à la surface interne
des cuisses.

Ulcérations psoriques.

Des ulcérations prétendues psoriques sur
le col ont été guéries par le docteur Picquet ;
mais il me serait assez difficile de tracer les
caractères propres à cette affection dont l'existence est contestable.

Ulcères cancroîdes.

Les ulcères cancroïdes (1), carcinomateux de M. Duparcque, n'ont que les apparences de l'ulcère cancéreux véritable. Ils ont des bords durs, inégaux, bosselés, d'une couleur rouge-bleuâtre; mais par opposition au cancer ulcéré, ils sont entourés d'un noyau d'engorgement très-circonscrit, qui est une simple induration consécutive à l'ulcération, résultat de la phlogose, et non un tissu squirrheux encéphaloïde qui n'est pas susceptible de résolution. Ils succèdent souvent aux ulcérations simples et aux ulcères chancreux négligés; ils peuvent revenir à l'état simple et être conduits à guérison. C'est un ulcère de cette nature que le docteur Brimi a pris pour un cancer ulcéré, dont il avait obtenu la cicatrisation par des injections d'acide hydrocyanique étendu d'eau. Le professeur Marjolin rapporte à cette classe tous les prétendus ulcères cancéreux dont on a obtenu la guérison par les antiphlogistiques, la cautérisation, qui mo-

______

(1) Marjolin.

difiaient alors, ou détruisaient la cause locale toute inflammatoire qui leur avait donné naissance.

Ulcérations fongueuses.

Les ulcérations fongueuses, qu'on peut aussi appeler variqueuses, parce que elles sont constituées en grande partie par les veines, débutent par des ulcérations superficielles, saignant avec la plus grande facilité ; elles finissent par donner lieu à une tumeur molle, tomenteuse, coupée de fissures, mamelonnée, siége d'une exsudation albumineuse fort abondante et de fréquentes hémorrhagies. Elles font de rapides progrès et deviennent promptement incurables.

A l'article cancer ulcéré de l'utérus, sous le nom d'*ulcère cancéreux sanguin*, M. Duparcque décrit une affection qui peut être rapprochée de ce genre de M. Lisfranc. Il n'existe pas, il est vrai, de fongosité ; c'est une ulcération creuse reposant sur un fond mollasse fongueux, et donnant lieu à de fréquentes hémorrhagies.

Ulcérations cancéreuses.

Les ulcérations cancéreuses sont primitives ou consécutives. Primitivement développées elles constituent l'affection essentielle, et sont caractérisées par leur marche simultanée et progressive avec l'engorgement squirrheux. L'endurcissement gagne de proche en proche, et l'ulcération l'envahit aussitôt à mesure qu'il s'étend. Comme variété de cette espèce, on doit ranger le cancer rongeant des auteurs (ulcère rongeant) : il s'étend autant en largeur qu'en profondeur ; il ne présente pour fond qu'un engorgement carcinomateux d'une épaisseur plus ou moins considérable, cependant quelquefois inappréciable.

Les ulcérations cancéreuses consécutives se manifestent sur des engorgemens squirrheux et encéphaloïdes , et résultent du ramollissement d'une partie de ces engorgemens. Elles se présentent sous forme d'excavations profondes assez semblables aux ulcérations scrophuleuses à bords irréguliers, anfractueux ; le fond a une couleur grisâtre, noirâtre ou verdâtre ; il fournit une matière séreuse, sanieuse, contenant du sang, des détritus squirrheux et cérébriformes; leur marche est moins rapide que celle de l'ulcère rongeant. Elles sont entourées d'engorgemens (squirrheux) larges et profonds, durs ou ramollis. Aussi dans le toucher le doigt s'enfonce avec facilité au milieu de ces masses dégénérées.

Sous le nom d'hypersarcoses cancéreuses, M. Duparcque a compris probablement les ulcérations fongueuses de M. Lisfranc. Il les distingue en essentielles, comprenant son cancer mural, et en secondaires, dans lesquelles se trouvent les excroissances carcinomateuses, le fongus hématodes, qui peuvent prendre naissance à la surface de tout cancer utérin.

État du col utérin.

Le plus souvent le col utérin où existe une ulcération devient le siége d'une augmentation de volume due à une simple hypertrophie, une simple induration, un engorgement phlegmasique qui se résout facilement. Dans les ulcérations cancéreuses confirmées, le tissu squirrheux ou encéphaloïde est la cause de ce volume du col. Dans d'autres circonstances on trouve cette partie dans un état d'atrophie remarquable, comme l'a observé le professeur Marjolin.

Si les ulcérations se trouvent à l'extérieur du col, la partie ulcérée offre plus ou moins de déformation, suivant les progrès du mal. Si la cavité est le siége de la lésion, l'orifice du museau de tanche, qui laisse échapper de la matière purulente, tend à s'agrandir de plus en plus, et lorsque l'ulcère a fait quelques progrès, les parois de cette cavité sont en partie détruites ; elle-même est béante et peut recevoir des corps assez volumineux. Dans les ulcérations qui ont fait de grands progrès, les parties affectées ont éprouvé une destruction corrosive plus ou moins considérable ; alors des traces de phlegmasie se rencontrent dans tous les organes voisins. Quelquefois loin d'être augmenté, le volume du col a éprouvé une déperdition notable, il a disparu, mais sans avoir été détruit par l'ulcère. Ces cas, rarement observés, sont difficiles à concevoir, car tout travail inflammatoire tend à produire l'hypertrophie.

CHAPITRE VI.

CARACTÈRES PHYSIOLOGIQUES.

Sans traiter ici de tous les phénomènes mor-
bides qui surviennent dans les ulcérations et
peuvent se rapporter à des troubles du système
nerveux, à des altérations des fonctions di-
gestives (diarrhée), à des troubles dans la
circulation (œdème, phlébite, résorptions);
sans traiter de toutes les conséquences pos-
sibles de ces lésions et des complications va-
riées, résultat d'autres affections développées
dans les parties génitales ou ailleurs, je me
bornerai à signaler les trois phénomènes suivans qui sont importans à bien connaître dans
l'histoire des ulcérations : 1° la douleur; 2° la
leucorrhée ; 3° l'hémorrhagie.

La douleur offre une foule de variétés : si elle
existe le plus souvent dans de simples rougeurs du col accompagnées de cuisson, de
chaleur, on l'a vue manquer dans des ulcères
cancéreux très-avancés ; telle est l'observation
citée par M. Lisfranc d'une femme qui portait

une ulcération très-étendue au col sans avoir jamais ressenti de douleurs aux parties génitales. Mais il faut distinguer les cas où elle dépend d'une violente inflammation des organes génitaux, de ceux où elle est la simple conséquence de l'affection.

Le plus ordinairement les douleurs se font sentir dans le siége du mal ; elles se manifestent aussi dans des parties voisines ou éloignées, dans la région hypogastrique, dans les aînes, aux cuisses, à la partie inférieure des lombes, dans la région lombo-sacrée, les fosses iliaques. En général elles ne sont pas continues, quelquefois elles sont intermittentes et périodiques, (on trouve dans les auteurs des observations remarquables d'intermittence), le plus souvent rémittentes, s'exaspérant par le coït, la constipation, l'émission des urines et la défécation. Dans quelques cas d'ulcérations superficielles ou circonscrites, le toucher, la pression ou le frottement du doigt sur l'ulcération déterminent la douleur. Mais dans d'autres circonstances, le doigt du chirurgien pénètre dans les tissus dégénérés qui entourent l'ulcération et cause à peine de la souffrance.

Dans les ulcérations simples, la femme éprouve quelquefois un prurit incommode, une chaleur brûlante au fond du vagin ; le coït est douloureux. Chez d'autres malades, des douleurs vagues se font sentir dans les parties génitales profondes, se communiquent aux cuisses, aux aines, aux lombes, s'exaspérant sans cause appréciable.

Les douleurs dans les ulcérations occupant l'une ou l'autre commissure du museau de tanche, sont en général aiguës. Dans les ulcères syphilitiques (ulcères chancreux de M. Duparcque, ulcère malin d'autres auteurs), elles sont térébrantes, brûlantes, lancinantes. La malade se plaint et s'agite continuellement.

Elles sont nulles ou légères dans les ulcérations fongueuses, scrophuleuses. Mais dans la plupart des ulcères cancéreux confirmés, les douleurs, spécialement rapportées par les malades à la région coccygienne, s'irradient aux cuisses, aux lombes, etc., etc., sont violentes, déchirantes, souvent et généralement lancinantes. Mais ces derniers ne caractérisent pas la seule affections cancereuse, on la retrouve souvent dans les ulcères cancroïdes succédant à des ulcérations simples ou vénériennes.

L'écoulement leucorrhoïque s'observe dans toutes les ulcérations ; il offre beaucoup de différences dans son abondance, sa nature. Il est produit par la plus légère érosion au col, mais sa quantité est en rapport avec l'étendue de la lésion. Toutefois on a remarqué qu'elle était plus grande dans les ulcérations vénériennes ; celles de la cavité du col où l'on peut, d'après ce que l'on voit à l'orifice du museau de tanche, diagnostiquer une ulcération très-petite, tandis qu'elle est tendue profondément. Dans les ulcères cancéreux l'abondance de l'écoulement peut être telle que M. Lisfranc a vu des femmes mouiller par jour cinquante à soixante serviettes.

La nature du flux leucorrhoïque offre beaucoup de variétés ; il peut être coulant et limpide comme de l'eau, tachant à peine le linge ; puriforme, blanchâtre, verdâtre, sanieux, brun, noirâtre ; il peut être âcre et corrosif.

Celui des ulcérations simples est blanc, glaireux, à peine sanguinolent. Dans les ulcérations syphilitiques (chancreuses de Duparcque), il est séro-muqueux plus ou moins rougeâtre, verdâtre, irritant les parties avec lesquelles il est en contact. La leucorrhée , dans l'ulcère scrophuleux , suite de la fonte des tubercules , est constituée dans le principe par la matière tuberculeuse. Du cancer ulcéré s'écoulent continuellement par la vulve des matières séreuses , sanguinolentes , brunes , noires , verdâtres , entraînant des caillots de saug noir à demi-putréfiés , et parfois des lambeaux et des débris de chairs fongueuses et décomposées. Cet écoulement est caractérisé par une odeur d'une fétidité insupportable , repoussante et d'une nature particulière qui en décèle l'origine.

Sous la dénomination d'hémorrhagie, nous comprendrons tout écoulement de sang, quelle qu'en soit la quantité. Des troubles dans la menstruation précèdent et accompagnent les ulcérations de l'utérus. L'ulcère cancéreux sanguin , l'une des trois variétés du cancer utérin de Bayle , est précédé long-temps à l'avance de métrorrhagies habituelles. La plupart des ulcérations superficielles et circonscrites ne laissent échapper du sang que lorsqu'elles sont froissées par le contact de quelque corps irritant; ainsi par exemple, il suffit d'appliquer à leur surface un tampon de charpie mollette pour qu'un peu de sang s'écoule et vienne l'imbiber ; le coït donne également lieu à cet écoulement sanguin. Il en existe d'autres superficielles aussi qui saignent avec la plus grande facilité : co-existant avec un engorgement sanguin de la matrice, elles tendent à devenir variqueuses et finissent par donner naissance à des tumeurs fongueuses accompagnées de fréquentes hémorrhagies qui épuisent les malades.

Mais pour peu que l'ulcération, même simple, ait d'étendue et de profondeur, les hémorrhagies par sa surface deviennent plus communes, ainsi que le prouvent les observations de MM. Magistel (1), Lisfranc (2), Duparcque (3), et celles recueillies à Beaujon, dans le service de MM. Marjolin et Blandin (4). Cependant un fait important à connaître, c'est que dans toute ulcération, il peut arriver que le tissu de la matrice gorgé de sang, ou plutôt le siège d'une fluxion sanguine, four-

---

(1) Thèse de M. Devalleuil. 1835.
(2) *Gazette médicale*, 1835, tome III.
(3) *Loco citato.*
(4) *Idem. Id.*

nisse une hémorrhagie par des points de sa
surface, étrangers à toute espece d'ulcération.

Si dans les ulcères vénériens, les hémorrhagies sont peu communes, elles sont très-graves
par leur fréquence et leur abondance dans les
ulcérations cancéreuses. Elles proviennent ,
soit de l'érosion des vaisseaux par les progrès
de la maladie, soit des congestions que le
travail ulcératif excite dans les parties qu'il
n'a pas encore atteintes. Dans le fongus hé-
-matode, le cancer sanguin, le cancer mural,
elles sont causées par l'altération pathologique.
Ces hémorrhagies sont d'autant plus funestes
qu'on ne peut les prévenir ni les arrêter à
temps. Le cancer rongeant, détruisant de
proche en proche les tissus qu'il envahit, cor-
rode les vaisseaux et provoque aussi des hémorrhagies très-graves.

CHAPITRE VII.

DIAGNOSTIC.

—

Des maladies ont été confondues avec les ulcérations. La métrite chronique, les engorgemens du museau de tanche, les polypes ulcérés, les végétations ont causé des erreurs de diagnostic, de même qu'un état pathologique du col consistant en des granulations nombreuses parsemées à sa surface, et dont on trouve des exemples dans les planches de madame Boivin et M. Dugès. Mais le diagnostic différentiel de chaque espèce d'ulcération est souvent d'une difficulté extrême à établir. Alors il faut interroger les caractères anatomiques et physiologiques, les circonstances au milieu desquelles se trouvent les malades, et tout ce qui peut jeter du jour sur la nature du mal.

L'ensemble des divers symptômes propres aux ulcérations peut à coup sûr en faire soupçonner l'existence : les renseignemens sur leur étiologie indiquent quelquefois leur nature.

Des ulcérations légères ou avancées ne donnent souvent lieu qu'à des écoulemens leucorrhoïques ordinaires. Aussi est-il nécessaire d'avoir recours aux deux moyens suivans pour éclairer le diagnostic de cette affection : 1.° au toucher ; 2 ° au spéculum. Aidé de ces deux modes d'exploration, on acquiert des données positives ; il faut mentionner en passant certains cas d'antéversion et de rétroversion, ou d'autres déplacemens dans lesquels le col de l'utérus échappe facilement aux recherches du chirurgien. Alors pour porter un diagnostic et reconnaître le mal, il faut avant tout, ramener la matrice à sa position naturelle.

Le toucher seul suffit pour reconnaître beaucoup d'ulcérations simples, et leur faire appliquer un traitement convenable sans qu'il soit nécessaire d'avoir recours au spéculum. Telle est l'opinion de MM. Marjolin, Blandin et A. Baudelocque. Cependant, d'autre part, MM. Lisfranc, Ricord, Magistel, donnent pour précepte d'employer le spéculum au moindre symptôme d'une maladie de l'utérus. S'il existait des symptômes inflammatoires violens dans les parties génitales, on devrait, avant de tenter la moindre exploration, limi-

nuer l'inflammation par les évacuations sanguines, les bains, les injections émollientes et
narcotiques.

Ces deux modes d'examen doivent toujours
être employés, sauf le cas de descente de l'u-
térus, où il suffit d'écarter les grandes lèvres
pour voir le col utérin et juger de son état.

Le toucher vaginal, car c'est le seul dont il
s'agit ici, se pratique avec le doigt indicateur
de la main droite ou de la main gauche, suivant le côté du col que l'on veut explorer.
Quelquefois le doigt médius correspondant
est adjoint à l'indicateur, afin de mesurer,
disent les pathologistes, le degré d'engorgement des parties malades. C'est en allant de
l'anus vers le vagin que le chirurgien doit
pénétrer dans les organes génitaux. La malade peut être debout ou couchée, suivant
son état de santé. D'autres positions font dé-
couvrir des altérations qu'on n'avait pas recon-
nues. Le doigt porté jusqu'à l'orifice du museau de tanche, en mesure la saillie lorsqu'il
s'enfonce dans le cul-de-sac vaginal. Dans tous
les cas, c'est la pulpe du doigt qui doit être
en contact avec les parties. A l'état naturel la
surface du col est insensible, lisse ; le lieu

ulcéré est inégal, rugueux et douloureux au toucher.

Dans les phlyctènes on rencontre une tumeur molle, flasque, que l'on peut quelquefois saisir et déchirer avec deux doigts introduits dans le vagin; alors de la sérosité s'écoule. Dans les simples rougeurs, la muqueuse est molle, épaissie, tomenteuse et saigne avec facilité. Dans les ulcérations légères, superficielles, le doigt porté sur la surface lisse et polie du col rencontre un point chagriné, rugueux, épaissi; il est retiré taché de sang. Si l'ulcération est creuse, le toucher peut en reconnaître la disposition, constater sa profondeur, sa surface inégale, granulée, fissurée, avec des végétations, des fongosités, l'état de l'engorgement qui occupe ses bords, son étendue. Au-delà de ses limites on trouve la substance du col avec sa consistance naturelle. Dans les ulcérations cancéreuses avancées, le doigt, dit M. Lisfranc, s'enfonce dans les tissus ulcérés comme dans un bourbier, d'où il sort imprégné de sang, d'une matière horriblement fétide. Si, par le toucher, on peut reconnaître le plus souvent les ulcérations des lèvres du museau de tanche, il n'en est pas de même de celles siégeant dans la cavité du col. En général alors, le col dilaté permet au doigt de pénétrer dans sa cavité et de reconnaître les caractères de l'ulcération. Souvent aussi il est difficile de diagnostiquer une ulcération située à la surface interne des lèvres du museau de tanche. Tels sont les principaux signes tirés du toucher.

Le spéculum fournit des données beaucoup plus positives. Aussi doit-il être employé toutes les fois qu'un traitement chirurgical, une opération doivent être pratiqués sur le col utérin. Un spéculum plein peut servir à explorer le col, mais on l'applique plutôt à l'examen de la surface du vagin. Le spéculum brisé, et en particulier celui de MM. Jobert ou Ricord, convient plutôt, d'après ce dernier, dans l'exploration du col. On ne peut, du reste, lui contester l'avantage de présenter un petit volume, de pouvoir être introduit facilement dans le vagin, puis dilaté à volonté. Avec le spéculum plein, le col paraît toujours plus gros qu'avec le spéculum brisé.

La malade doit être placée sur le bord du lit, le bassin élevé, les jambes et les cuisses fléchies, écartées l'une de l'autre, maintenues dans cet état par des aides s'il est nécessaire : on profitera de la lumière du jour autant que possible. Le chirurgien saisit à pleine main le spéculum enduit d'un corps gras ; avec les doigts de la main gauche, il écarte les grandes lèvres ; déprimant la fourchette, il présente à la vulve l'instrument, obliquement d'abord, et quand le point de sa circonférence le plus avancé est engagé entre les nymphes, il le ramène dans la direction de la ligne médiane, précaution surtout utile pour le spéculum plein. On fait pénétrer avec lenteur l'instrument jusqu'au fond du vagin, en ayant soin de le porter successivement dans différens sens, de manière à éviter les plis de la muqueuse vaginale. Le museau de tanche est rarement au centre ; il est le plus souvent incliné à droite, à gauche, en arrière ou en avant : d'après cela on devra diriger l'instrument de diverses manières pour arriver à lui : alors on écarte les valves, en imprimant un léger mouvement de retrait à l'instrument, et le col s'engageant vient faire saillie dans le spéculum. Porté en différens sens, il peut explorer tous les points de la surface de cet organe. Souvent des mucosités, du pus adhérant au col, empêchent de bien en reconnaître l'état. Pour enlever ces matières on se sert d'injections d'eau tiède dans le spéculum, ou de pinceaux de charpie.

Alors on constate facilement les ulcérations, leur siége et leurs caractères. Les ulcérations très-superficielles passent quelquefois inapperçues ; mais il suffit souvent d'un simple changement dans la direction du jour ou de la lumière pour les reconnaître. Parfois on ne sait s'il existe une rougeur ou une ulcération superficielle ; le moyen préconisé par M. Lisfranc pour aider le diagnostic, consiste à passer doucement un pinceau de charpie fine sur le lieu malade, l'ulcère devant se trahir par quelques gouttelettes de sang. L'affection se trouve-t-elle entre les lèvres du museau de tanche dont le rapprochement vient la masquer, le spéculum les écarte en pressant sur le col. Quand une ulcération de la surface interne du museau de tanche se prolonge jusque dans la cavité (du col), ou lorsque elle se trouve dans la profondeur de cette cavité, l'orifice du museau de tanche n'étant pas béant, voici ce que l'on observe avec le spéculum : la moindre pression de l'instrument, le moindre effort de la malade déterminent, par l'ouverture du col, la sortie d'un liquide purulent ou mucoso-purulent, jaune, blanc ou verdâtre, signe presque certain d'ulcération intérieure. Dans une observation d'ulcère scrophuleux dont parle M. Lisfranc, à mesure que le col s'engageait dans le spéculum, la pression de l'instrument faisait sortir une matière caséeuse par un petit orifice aboutissant à un foyer situé dans les parois de l'utérus. Les ulcérations fongueuses réclament aussi l'emploi du spéculum, le toucher ne fournissant que des signes incertains. Si le spéculum est nécessaire pour constater la forme, les limites précises, les caractères anatomiques du mal, pour distinguer les divers états qu'il peut offrir, il est indispensable dans le traitement rationnel de ce genre d'affections.

CHAPITRE VIII.

TRAITEMENT

DES ULCÉRATIONS DU COL DE L'UTÉRUS.

Les indications les plus générales se réduisent aux suivantes : 1.° garder le repos, la position horizontale ; 2.° observer un régime doux végétal, non substantiel ; 3.° prévenir la constipation par les lavemens, les doux minoratifs ; 4.° user des bains entiers, des boissons délayantes ; 5.° ne pas négliger les soins de propreté. Dans les ulcérations opiniâtres, les voyages faits avec toutes les commodités de la vie peuvent être utiles, de même que les eaux minérales, telles que celles de Plombières, de Vichy, de Barrèges.

Dans le traitement chirurgical de toute ulcération, on doit s'occuper de trois choses principales : 1.º des complications ; 2.º de l'état inflammatoire ; 3.º de l'état chronique où l'on doit nécessairement parler de la cautérisation et de l'amputation.

Parmi les complications , nous allons étudier les déplacemens de l'utérus, l'hémorrhagie et la douleur.

54. S'il existe une descente de matrice, on tentera la réduction lorsqu'elle est possible, la descente étant la cause première de l'ulcération. Dans le cas d'antéversion ou de rétroversion , l'utérus doit être replacé dans sa position naturelle pour qu'on puisse reconnaître et traiter la maladie.

L'hémorrhagie peu abondante cède facilement au repos, à la position horizontale , à l'emploi de quelques révulsifs , à des applications froides. Plus considérable, elle indique la saignée du bras (le plus puissant des révulsifs) le repos absolu, les applications sur l'hypogastre et les cuisses de linges imbibés d'oxycrat, les injections avec l'eau aluminée , et les décoctions astringentes de ratanhia , bistorte , etc. , et même les bains froids dont M. Lisfranc paraît avoir fait usage. Le protonitrate acide de mercure étendu d'eau a été injecté dans le vagin ; il en est advenu de bons résultats. On a aussi administré à l'intérieur les astringens (décoctions de ratanhia , de bistorte) ; une potion avec demi-gros de racine de ratanhia , riz gommé, et un gros d'eau de Rabel , ont souvent produit de bons effets entre les mains de M. Duparcque. Dans ses cours , le professeur Marjolin conseille une potion dans laquelle entrent l'extrait de ratanhia et l'essence de citron. Mais les évacuations sanguines doivent précéder leur administration si l'état de la malade le permet. C'est en de pareilles circonstances que l'emploi du seigle ergoté a été suivi de succès (1). On l'a porté jusqu'à trente grains par jour en trois ou quatre doses.

De tous les moyens, le tamponnement est le plus efficace et presque sans inconvéniens, s'il ne s'exerce que sur la partie inférieure du vagin. Quelquefois l'emploi du spéculum fait connaître positivement la source de l'hémorrhagie. Dans une observation de M. Magistel , on voyait le sang suinter de la surface de l'ulcération. On pourrait alors l'arrêter par l'ap-

---

(1) Magistel , *loco citato*.

plication immédiate du tampon que l'on maintient avec la main ou un bandage approprié.

La douleur est le symptôme prédominant. Est-elle inflammatoire, on la combattra par les antiphlogistiques, mais le plus ordinairement elle ne coïncide pas avec l'inflammation. Quelquefois les moyens thérapeutiques sont impuissans pour la combattre. Les narcotiques (préparations d'opium, ciguë, aconit), jouissent d'une faveur générale. Ils peuvent être administrés de différentes manières, par la bouche, en frictions sur le périnée, aux aines, aux cuisses; par le rectum, par la méthode endermique. M. Lisfranc donne la préférence au laudanum pour l'intérieur, à l'extrait de belladone pour la méthode endermique. Après les narcotiques, la saignée du bras apporte un soulagement remarquable. Si les malades ne peuvent supporter les narcotiques, il faudra les donner à des doses très-faibles.

M. Fourcade assure qu'il a vu quelques gouttes d'acide phosphorique étendues dans une grande quantité de véhicule, produire plus de soulagement que les narcotiques. Dans des cas extrêmes, M. Lisfranc dit avoir calmé, par des bains froids, les souffrances des ma-

lades. Des douleurs rebelles à d'autres médica-
mens ont été arrêtées par les antisyphilitiques
administrés par M. Cullerier. Périodiques, elles
ont été suspendues par le sulfate de quinine.
Dans ces derniers temps, la créosote a été van-
tée comme un calmant énergique.

L'état inflammatoire accompagne presque
toujours l'ulcération quand le malade vient
réclamer les secours de l'art. Aussi la mé-
dication doit-elle commencer par les antiphlogistiques. Les émissions sanguines constituent ce traitement préparatoire, qui devient
essentiel s'il existe une inflammation violente.
La saignée du bras doit être placée en première ligne, révulsif puissant qui détruit plus
facilement que les sangsues la congestion de
l'utérus. Elle calme les douleurs, elle arrête
les pertes ; s'il n'existe pas de complication
pressante, elle ne doit pas être pratiquée,
suivant M. Lisfranc, dans les sept ou huit
premiers jours qui précèdent les règles : la con-
stitution des sujets nécessite une foule de mo-
difications. On peut la renouveler plusieurs
fois dans le mois ; chez les femmes parvenues
à l'âge critique elle devra être pratiquée à
l'époque habituelle des menstrues.

Les sangsues produisent de bons effets, mais elles doivent être employées après la saignée, à moins que la malade ne soit épuisée. M. Lisfranc les applique à la partie postérieure du sacrum plutôt qu'à la partie interne des cuisses, au périnée, parce que, placées dans ces régions, elles déterminent un mouvement fluxionnaire dans l'utérus. Il les y appose cependant quand il veut rappeler les règles.

L'application des sangsues sur le col, blâmée par MM. Lisfranc, Ricord, etc., a fourni d'heureux résultats à MM. Récamier, Cullerier, Guilbert, Duparcque, qui n'ont pas eu occasion d'observer l'ulcération des piqûres. Pour cette opération on place dans le vagin le spéculum plein; on nettoie le col mis à nu par le moyen d'une injection ou un pinceau de charpie. Les sangsues (six à douze au plus) sont mises dans le spéculum et poussées vers le col à l'aide d'un pinceau de charpie. En moins d'un quart-d'heure l'opération étant terminée, on fait quelques injections à grande eau, et on retire l'instrument. On les a appliquées sur des surfaces ulcérées, avec avantage.

A ces moyens on doit en joindre d'autres : le

repos , les bains , les injections, le régime. Les bains entiers préférables aux bains de siège (1) doivent être prolongés pendant plusieurs heures ; sinon, ils produisent de l'excitation ; cependant il arrive que les malades ne peuvent les supporter que difficilement : l'eau commune est aussi avantageuse que les décoctions émollientes. Le repos absolu est de rigueur dans toute ulcération pour peu qu'elle ait d'étendue. Pendant le jour, la malade sera placée sur une chaise longue , de préférence au lit.

Les injections émollientes sont efficaces : on les emploie contre toute ulcération enflammée, mais souvent leur administration cause de la douleur. Aussi est-ce un précepte de n'introduire qu'à l'entrée du vagin la canule de gomme élastique adaptée à la seringue. Faites dans le bain , la position ordinaire est suffisante ; pour tous les autres cas , le bassin doit être fortement élevé, afin de faciliter le séjour du liquide sur le col. M. Ricord préfère aux injections ordinaires , de la charpie trempée dans des décoctions émollientes et placée dans le vagin. Les cataplasmes dans le vagin, van-

---

(1) Marjolin , Lisfranc.

tés par M. Guillon, ne sont pas généralement
approuvés. En outre on aura recours à une
diète sévère, si l'inflammation est vive; aux
boissons relâchantes, à un régime végétal,
aux lavemens, aux doux minoratifs, pour
prévenir la constipation; aux révulsifs cuta-
nés, vésicatoires, cautères, mais surtout aux
frictions avec la pommade stibiée (1). Dans
quelques cas les antiphlogistiques et les révulsifs ont suffi pour amener la guérison (2). Le
professeur Paul Dubois compte des succès par
les injections froides et le repos absolu pour
éviter le frottement. Le professeur Jules Cloquet a, dit-on, obtenu la cicatrisation d'un
cancer ulcéré, par des irrigations continues
d'eau froide.

Un tampon de charpie mollette sec, chargé
de pommade ou imbibé d'un liquide, appliqué sur l'ulcération, a donné de bons résultats à MM. Ricord, Magistel. M. Lisfranc
le proscrit comme source continuelle d'irritation. Ce tampon est placé dans le vagin à l'aide
du spéculum ; il est fixé à un fil qui facilite

---

(1) M. Duparcque.
(2) MM. Lisfranc, Marjolin.

4..

son extraction ; il paraît avantageux surtout dans les ulcérations vénériennes.

Le plus souvent les ulcérations résistent à ces moyens ; et pour arriver à la cicatrisation , on a employé un grand nombre de remèdes, tels sont : les injections avec les dissolutions étendues d'eau , avec le sous acétate de plomb liquide (Meslier, Ricord); le chlorure de soude (Duparcque); acide hydrocyanique (Brimi) ; deuto-chlorure de mercure : celles faites avec des infusions plus ou moins concentrées d'écorce de grenadier, de roses de Provins, l'infusion ou la décoction de quinquina , un gros par litre d'eau (Lisfranc), les pommades portées sur le museau de tanche chargées d'hydriodate de potasse (Ulmann), de teinture d'iode (Henneman), de suie (Thealier, Blaud de Beaucaire), d'oxyde d'or (Chrestien), d'iodure de mercure ; la créosote qui, couronnée de succès entre les mains de M. Thealier, a été infructueuse dans un essai de M. Magistel. Ces différens moyens thérapeutiques peuvent trouver leur application..

Un traitement interne, des remèdes spécifiques sont souvent de première importance dans les ulcérations entretenues par les vices dartreux, scrophuleux, syphilitique. Dans les ulcères scrophuleux on a eu à s'applaudir des bains alcalins avec parties égales de carbonate de soude et de sel marin (huit onces pour un bain entier); on emploie généralement les boissons aromatiques, les infusions de sauge, d'absinthe, de feuilles de noyer, les bains de mer, les préparations d'iode (M. Magendie), les injections avec eau distillée ℥ iij, teinture d'iode ʒj. Le régime substantiel, les viandes rôties (bœuf, mouton); les frictions sèches et autres moyens qui se trouvent exposés dans l'excellent ouvrage de M. Baudelocque sur les maladies scrophuleuses. Les ulcères, où paraissent exister les prétendus vices dartreux, réclament un régime adoucissant, les bains de sulfure de soude et de potasse, l'usage intérieur d'eaux hydro-sulfureuses, les injections avec les mêmes liquides, et les fumigations avec le soufre. Dans les ulcères syphilitiques on a employé avec avantage dès le principe les injections de sous-acétate de plomb. On peut avoir recours aux injections d'une dissolution faible de deuto-chlorure de mercure dans un liquide mucilagineux (un à deux grains dans un litre de décoction de guimauve) aux injections mucilagineuses avec le calomel en suspension, à des tentes de charpie couvertes d'onguent mercuriel mitigé, à un traitement anti-syphilitique général bien suivi. Les ulcères cancéreux n'offrent pas d'indications particulières pour leur traitement intérieur, à moins que l'on ne veuille essayer la prétendue vertu spécifique de l'aconit, de la ciguë dont la poudre peut être portée à la dose de un à trois ou quatre grains.

De tous les moyens le plus en faveur est la cautérisation, qu'on doit à MM. Récamier et Dupuytren ; elle est applicable à tous les ulcères, depuis la simple excoriation jusqu'à l'ulcère étendu, depuis l'ulcère idiopathique jusqu'à celui dépendant d'un vice intérieur. Son emploi est soumis à quelques règles : ainsi la maladie doit être à l'état chronique ; si on veut changer le mode de vitalité de la surface affectée, on la touche légèrement avec le caustique ; cette cautérisation superficielle convient à toute espèce d'ulcération. Si on veut en détruire la base, la condition essentielle est de pouvoir atteindre avec le caustique les limites du mal. Aussi dans les ulcères cancroïdes et cancéreux, ce remède n'est avantageux que

pour les ulcères dont la base offre peu d'é-
paisseur.

On a employé différens caustiques : le nitrate acide de mercure, le nitrate d'argent
fondu, la potasse caustique, les acides sulfu-
rique, nitrique, le chlorure d'antimoine, le
chlorure de zinc préconisé par M. Canquoin,
et qui a l'avantage de donner lieu à des es-
charres sèches; on peut avoir recours à la dissolution de chlorure d'or dans l'acide nitro-
muriatique, moyen qui, à ma connaissance,
n'a point encore été appliqué aux ulcérations
du col de la matrice, mais dont l'action est très-
douloureuse.

Quand on se sert du caustique solide, on
lui donne la forme conique, on le monte sur
un porte-crayon. Liquides, ils sont généralement appliqués avec un pinceau de charpie
supporté par une tige de bois ou de verre.
Pour la cavité du col, M. Ricord se sert d'une
seringue à double cylindre dont l'un contient
le caustique liquide, et l'autre de l'eau que
l'on injecte immédiatement après la cautérisation. Le spéculum est absolument indispensable pour cette opération ; sans lui, on s'ex-
poserait à de graves accidens. Ainsi le profes-

seur Marjolin cite dans ses leçons une observation où l'emploi de spéculum ayant été né-
gligé , la chute de quelques gouttes de caustique dans le vagin y détermina une inflammation , suivie de l'occlusion partielle de cet
organe.

On la pratique de la manière suivante :
lorsqu'après avoir introduit le spéculum , on
a exactement embrassé le col et l'ulcération
dans l'extrémité de l'instrument , le chirurgien
essuie les mucosités à l'aide d'un pinceau de
charpie. Si l'ulcération laisse écouler quelques
gouttes de sang, il injecte de l'eau froide ; si
cela ne suffit pas , il cautérise pendant quelques secondes la surface saignante, et quand
le sang ne coule plus , il enlève le caillot afin
de porter le caustique sur les tissus mêmes.
Dans tous les cas, il doit garnir de charpie la
partie la plus déclive afin de préserver les parties saines ; lorsqu'il juge la cautérisation suffisante il verse de l'eau froide dans le spéculum pour arrêter l'action du caustique ; des
chirurgiens se contentent d'absorber l'excédent
avec des boulettes de charpie. Lorsque le professeur Dupuytren avait pratiqué une cautérisation un peu forte , il poussait dans le vagin

une injection longtemps prolongée, puis faisait placer la malade dans un bain entier. Les cautérisations peuvent pour la plupart être renouvelées tous les sept, huit, dix jours. En général, cette opération ne cause aucune douleur, accident qui quelquefois ne s'observe qu'après plusieurs applications. Alors il est possible que le caustique ait attaqué les tissus sains, ou *revenus à cet état*. Le plus souvent ces douleurs, de nature inflammatoire, ne sont pas immédiatement consécutives à l'opération. Après avoir duré quelques heures, elles se calment avec facilité.

L'ulcération existant dans la cavité du col, comment cautériser? Si l'orifice est béant, on peut y porter le caustique. Samuël Lair, dans plusieurs cas de cancers cancroïdes, cautérisa l'intérieur du col avec un cylindre de nitrate d'argent. D'après M. Marjolin, on pourrait essayer des injections cathérétiques, (4 à 5 grains de nitrate d'argent dans une once d'eau distillée). Cette opération, les injections même simples, sont douloureuses, le sont-elles par l'introduction de la canule? M. Ricord cautérise de la manière suivante : il remplit un des cylindres de sa seringue double avec du

nitrate acide de mercure étendu de douze parties d'eau distillée ; il adapte à la canule de la
seringue une sonde de gomme élastique d'envi-
ron huit pouces de long qu'il introduit dans la
cavité du col. L'injection de nitrate acide est
poussée doucement et en petite quantité (la
valeur d'une cuillerée à café), et après une
ou deux minutes, sans déplacer l'instrument,
on pousse l'injection d'eau contenue dans l'autre cylindre. L'emploi de ces différentes cautérisations de la cavité du col faites avec pru-
dence, n'a pas déterminé d'accidens.

Pour les rougeurs, les phlyctènes sans état
inflammatoire, une seule cautérisation légère
avec le nitrate acide de mercure suffit pour
amener la cicatrisation. Lorsqu'il existe des
ulcérations simples sans engorgement considérable, on peut avoir recours à la cautérisation ;
elle est indiquée aussi dans les ulcérations superficielles qui feraient des progrès malgré l'emploi très-rationnel d'autres moyens thérapeutiques. Après cinq ou six cautérisations, quand
la surface de l'ulcère a pris un bon aspect, la
cicatrice marchant ou restant stationnaire, il
faut suspendre l'emploi du caustique et faire
des injections émollientes pendant trois ou

quatre jours, puis faire usage de cicatrisans,
tels que la décoction de roses de Provins,
d'écorce de grenadier, l'infusion de quinquina ; après quelque temps, on revient à la cautérisation. On peut ainsi obtenir la guérison
dans un laps de temps de quinze jours, un
mois, six mois, un an et au-delà. Il ne faut
pas trop insister sur la cautérisation superficielle dans les ulcères profonds à bords durs.
On a conseillé alors la potasse caustique pure
préparée à l'alcohol, fondue en cylindres ; mais
ce moyen a une action trop incertaine, il peut
en résulter des cautérisations trop profondes et
des inflammations mortelles. La cautérisation
a été utile contre les ulcères scrophuleux,
dartreux, combinée avec d'autres remèdes généraux appropriés.

Les ulcères fongueux de M. Lisfranc, ceux
qui saignent avec la plus grande facilité, peuvent être ralentis dans leurs progrès, mais non
pas guéris ; l'amputation du col est le seul remède. Les ulcérations cancéreuses avancées réclament le plus souvent l'amputation, mais
dans quelques cas, on leur a appliqué la cautérisation primitive et profonde avec la potasse
caustique, le beurre d'antimoine, le chlorure

de zinc. Le plus souvent on n'y a eu recours qu'après une opération avec l'instrument tranchant. Cette opération doit nécessairement précéder la cautérisation , lorsqu'il y a des fongosités saillantes à la surface de l'ulcère. Dans d'autres circonstances on a été heureux de creuser en quelque sorte le col avec l'instrument avant d'appliquer le caustique. Dans le procédé de cautérisation du professeur Dupuytren, on doit d'abord unir la surface de l'ulcère en excisant avec des ciseaux courbes les fongosités qui s'en élèvent, puis on applique le caustique, qui restera au moins une minute s'il ne détermine pas de douleurs violentes.

Une partie intéressante dans l'histoire des ulcérations qui nous occupent , est , sans contredit, tout ce qui a rapport aux opérations pratiquées sur le col avec l'instrument tranchant. Elles présentent plusieurs degrés, depuis la simple excision de fongosités jusqu'à l'ablation complète du col. La simple excision de fongosités dont nous avons déjà dit un mot, n'a rien de grave ; elle s'allie facilement et sans aucune espèce d'inconvéniens , à la cautérisation. Dans d'autres circonstances, une ulcération fongueuse bien circonscrite ayant pris

naissance sur le col, on en pratique l'excision ;
on ébarbe, qu'on me passe l'expression , une
des lèvres du museau de tanche , sans qu'on
ait eu besoin d'abaisser l'utérus. Les deux lèvres ont pu aussi être enlevées dans leur partie superficielle ; un succès prompt peut en
avoir été la conséquence. On conçoit que ces
excisions peu considérables du col aient été
préférées à des cautérisations multipliées , et
il est naturel de croire que l'on a plus d'une
fois donné comme amputations complètes du
col très-heureuses ces excisions plus ou moins
superficielles. De telles opérations sont simples
et heureuses ; c'est de celles-là seulement que
l'on peut dire : « Leur innocuité est presque
constante. » Si la cautérisation est généralement préférée à l'excision , on la pratique
toutes les fois que le col est peu volumineux
et l'ulcération superficielle. Cependant l'excision est exclusivement applicable : 1.° aux ulcérations superficielles qui ont résisté à tous
les efforts médicaux les mieux combinés , à la
cautérisation elle-même , et qui altèrent de
plus en plus la santé des malades; 2.° aux ulcérations fongueuses, d'après les observations de
M. Lisfranc.

L'amputation du col est opposée avec avantage à la cautérisation profonde dont l'on tente quelquefois les résultats incertains dans les ulcères cancroïdes et cancéreux. Elle est seule indiquée dans les ulcérations avec engorgement trop considérable, pour qu'on puisse essayer l'action des caustiques, mais ne s'étendant pas au-dessus de la partie supérieure de l'insertion utérine du vagin. Les chances sont favorables, si le toucher fait reconnaître entre la portion engorgée du col et l'insertion du vagin, un intervalle dans lequel le tissu de l'organe offre la consistance normale. Elles sont défavorables, lorsque l'engorgement s'étend jusqu'au lieu d'insertion du vagin : il est possible, avec de grandes précautions, d'isoler la partie supérieure du col, et de porter sur elle l'instrument tranchant, jusqu'au point de creuser en cône la partie inférieure de la matrice elle-même, comme l'indique le professeur Velpeau. Des engorgemens dans les organes voisins, présentant des conditions que le praticien peut apprécier, mais qu'on ne peut décrire, n'ont pas empêché MM. Lisfranc et Larrey de pratiquer avec succès cette opération. En effet, l'engorgement de la matrice est souvent une hypertrophie simple, un engorgement blanc, sans dégénérescence : dans les ovaires, ce sont des tumeurs étrangères au cancer.

L'amputation la plus étendue du col est une opération rationnelle, que la saine anatomie chirurgicale autorise, et dont l'expérience a démontré les heureux résultats ; la douleur qu'elle cause est presque nulle ; l'hémorrhagie, lorsqu'elle survient, est facilement maîtrisée ; les accidens inflammatoires, tels que la métrite, la péritonite, ne sont pas communs : la phlébite cependant en est quelquefois la conséquence. Mais il ne faut pas conclure que cette amputation soit une opération sans dangers et d'une nécessité bien fréquente. S'il en était ainsi, on ne verrait pas les chirurgiens, qui en furent les plus zélés partisans, l'abandonner peu-à-peu, malgré leurs succès ; ainsi Dupuytren, Osiander, ne la pratiquèrent plus que rarement vers la fin de leur carrière.

Des procédés opératoires, les uns ont pour but d'abaisser l'utérus jusqu'au-delà de la vulve, en saisissant solidement le col avec des pinces airignes, et de l'amputer à l'aide du bistouri dans le lieu que l'on juge le plus convenable : dans les autres, on laisse l'utérus en place ; on va par le moyen d'instrumens particuliers, de ciseaux courbes par exemple, opérer, d'une manière incertaine, la section de l'organe au-dessus des parties malades. Un spéculum alors est indispensable. On préfère généralement l'abaissement de l'utérus, qui est le plus souvent facile, à moins qu'il n'existe des adhérences péritonéales ou des déformations particulières.

FIN.

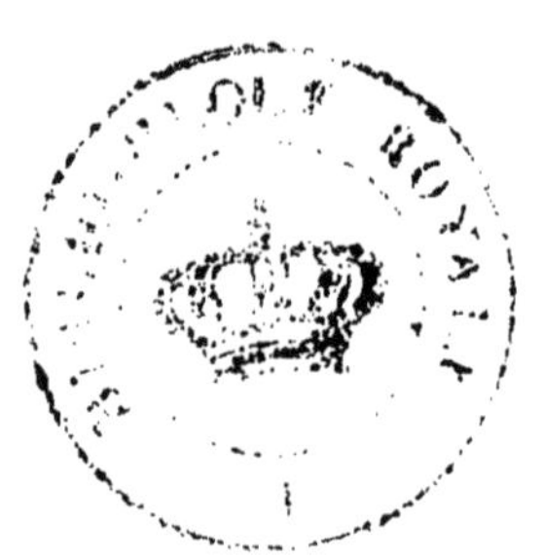

TABLE.